AF501052

RECHERCHES

SUR LES

MALADIES VÉNÉRIENNES
A PARIS

DANS LEURS RAPPORTS AVEC LA PROSTITUTION CLANDESTINE
ET LA PROSTITUTION RÉGLEMENTAIRE

DE 1878 à 1887

Par O. COMMENGE

DOCTEUR EN MÉDECINE DE LA FACULTÉ DE PARIS
LAURÉAT DE L'INSTITUT ET DE L'ACADÉMIE DE MÉDECINE
MÉDECIN EN CHEF ADJOINT DU DISPENSAIRE DE SALUBRITÉ
OFFICIER DE LA LÉGION D'HONNEUR, ETC.

PARIS
G. MASSON, ÉDITEUR
LIBRAIRE DE L'ACADÉMIE DE MÉDECINE
120, Boulevard Saint-Germain, en face de l'École de médecine

1890

RECHERCHES

SUR LES

MALADIES VÉNÉRIENNES

6616 90. — Corbeil. Imprimerie Crété.

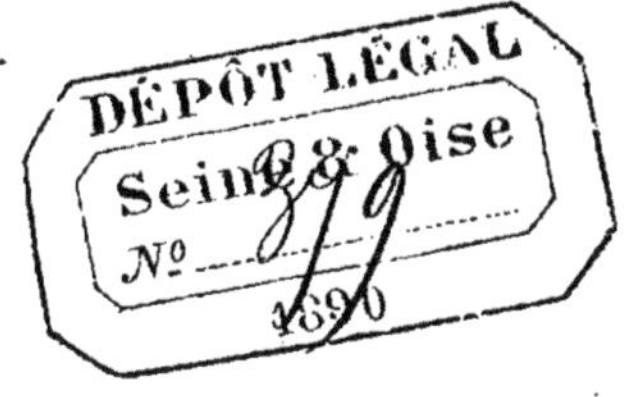

RECHERCHES

SUR LES

MALADIES VÉNÉRIENNES
A PARIS

DANS LEURS RAPPORTS AVEC LA PROSTITUTION CLANDESTINE
ET LA PROSTITUTION RÉGLEMENTAIRE

DE 1878 à 1887

Par O. COMMENGE

DOCTEUR EN MÉDECINE DE LA FACULTÉ DE PARIS
LAURÉAT DE L'INSTITUT ET DE L'ACADÉMIE DE MÉDECINE
MÉDECIN EN CHEF ADJOINT DU DISPENSAIRE DE SALUBRITÉ
OFFICIER DE LA LÉGION D'HONNEUR, ETC.

PARIS
G. MASSON, ÉDITEUR
LIBRAIRE DE L'ACADÉMIE DE MÉDECINE
120, Boulevard Saint-Germain, en face de l'École de médecine

1890

AVANT-PROPOS

Le travail que je publie aujourd'hui reproduit, en grande partie, la communication faite à l'Académie de médecine, le 7 janvier 1890 et sur laquelle M. le Dr Le Roy de Méricourt a fait un rapport, dans la séance du 27 mai.

J'ai cru devoir y ajouter quelques exemples, récemment observés, de manifestations syphilitiques très graves chez de très jeunes insoumises. Ces faits, qui présentent un intérêt spécial à bien des points de vue, méritent de fixer l'attention de tous les hygiénistes; ils permettent de juger les théories de ceux qui pensent qu'il n'y a rien à faire contre ce danger social.

Mon mémoire, qui n'est connu que par les résumés sommaires donnés par les journaux de médecine, n'en a pas moins été l'objet de critiques, plus ou moins acerbes, de quelques écrivains anonymes.

Convient-il de répondre à ces critiques? Est-il nécessaire de réfuter des assertions hâtives sur un travail qui n'a pu être examiné sérieusement? Je ne le pense pas. Il me semble plus utile de continuer des recherches, entreprises depuis longtemps, afin d'arriver bientôt à posséder tous les éléments nécessaires pour juger cette grave question.

J'espère pouvoir donner alors, dans un grand travail d'ensemble, la physionomie de ce qu'a été la prostitution clandestine à Paris, pendant une période de dix ans.

Paris, juin 1890.

RECHERCHES

SUR LES

MALADIES VÉNÉRIENNES

A PARIS

DANS LEURS RAPPORTS AVEC LA PROSTITUTION CLANDESTINE ET LA PROSTITUTION RÉGLEMENTAIRE

DE 1878 à 1887

I

Depuis la discussion soutenue à l'Académie de médecine sur la prophylaxie de la syphilis et sur la prostitution, certains écrivains et quelques médecins ont critiqué les conclusions qu'elle avait adoptées. L'Académie avait demandé une surveillance plus minutieuse de la prostitution et spécialement de la prostitution clandestine.

Dans les arguments développés pour combattre les conclusions de l'Académie, on fait figurer des statistiques absolument erronées; on cite des chiffres, qui ne sont pas en rapport avec la réalité et on arrive à des conclusions qui ont, pour point de départ, des prémisses vicieuses.

Les erreurs nombreuses qui émaillent les statistiques

qui ont été produites dans ces derniers temps m'ont décidé à faire des recherches personnelles pour donner des chiffres exacts. Je me suis appliqué à consulter les documents multiples qui pouvaient m'éclairer ; je les ai analysés avec soin ; je les ai comparés entre eux, en les contrôlant les uns par les autres. Ce long et minutieux travail m'a donné le droit de ne pas m'occuper des chiffres qui ont pu être produits antérieurement et de ne regarder comme absolument certains que ceux que j'ai vérifiés moi-même.

J'ai cherché, dans une période de dix ans, de 1878 à 1887, le nombre des malades trouvées : 1° parmi les femmes inscrites, qu'elles soient en maison ou en carte ; 2° parmi celles qui, quoique inscrites, sont l'objet d'arrestations plus ou moins nombreuses et constituent une catégorie spéciale désignée sous le nom de femmes arrêtées ou encore femmes du dépôt.

3° Enfin parmi les insoumises ou femmes qui se livrent à la prostitution clandestine.

De la comparaison de ces différents chiffres, il ressortira un enseignement d'une éloquence manifeste.

Avant d'aller plus loin, il me semble utile de dire comment j'ai procédé pour établir les statistiques obtenues et les raisons qui ont dicté le choix de la méthode employée.

II

Valeur de la statistique en général.

Les sceptiques ont dit bien souvent que les statistiques prouvent tout ce qu'on veut leur faire prouver ; que c'est une arme difficile à manier et qu'il ne faut admettre les faits qu'elles affirment, qu'après un contrôle des plus sérieux.

Les objections faites aux résultats constatés par la statistique n'ont de valeur réelle que dans certaines circonstances. Si on se contente de grouper des chiffres, sans expliquer comment on a procédé pour obtenir les résultats proclamés, on s'expose à voir mettre en suspicion les faits que l'on énonce. C'est pour éviter ces inconvénients que j'indique la méthode adoptée pour établir les statistiques que j'ai fait connaître à l'Académie.

J'ai cru, tout d'abord, devoir adopter la classification la plus ancienne, au point de vue des maladies constatées au dispensaire, de façon à les grouper en trois grandes divisions :

1° Affections vénériennes syphilitiques;
2° Affections vénériennes non syphilitiques;
3° Affections parasitaires.

III

1° Affections vénériennes syphilitiques.

Dans cette catégorie, je fais figurer les chancres et les accidents secondaires. Les accidents tertiaires font aussi partie de cette nomenclature, mais ils constituent, dans nos résultats, une infime minorité, qui pourrait être négligée sans grands inconvénients.

Il semble que le chancre infectant, que le chancre induré devrait seul figurer dans ce groupe; mais, si on veut bien se rappeler qu'il est souvent difficile, chez la femme, de préciser, au début, si le chancre sera ou non induré;

si on veut bien se souvenir que très souvent tel chancre, en apparence anodin, a été suivi des accidents classiques de la syphilis, on trouvera naturel que tous les chancres figurent dans cette énumération.

2° Affections vénériennes non syphilitiques.

Sous cette dénomination, je fais figurer toutes les maladies qui sont la conséquence d'inflammations locales et qui sont éminemment contagieuses : uréthrites, vulvites, vaginites ; j'y ajoute les érosions et les ulcérations du col de l'utérus, les catarrhes utérins purulents et les végétations.

Les traditions du dispensaire de salubrité ont toujours été d'englober toutes ces affections, sous la même dénomination de maladies vénériennes et de les rendre tributaires de l'infirmerie de Saint-Lazare.

J'estime que les traditions du dispensaire sont excellentes.

On a fait observer quelquefois que certaines affections du col de l'utérus ne méritent pas constamment la dénomination de maladies vénériennes et que, par suite, le dispensaire de salubrité est trop rigoureux en envoyant à Saint-Lazare les personnes qui en sont atteintes. Cette observation pourrait avoir une certaine valeur si on avait affaire à des femmes qui vivent de la vie régulière des femmes honnêtes ; mais l'argument n'a plus de valeur, lorsqu'il s'agit des femmes qui passent au dispensaire. Toutes ces femmes vivent, depuis plus ou moins longtemps, de la prostitution réglementée ou de la prostitution clandestine ; elles sont éminemment suspectes aux yeux des médecins hygiénistes ; quelques-unes ont eu la syphilis, quelques autres pourront l'avoir plus tard et les affections que l'on constate au dispensaire sont bien la conséquemce, plus ou moins directe, des actes vénériens. Il est bien difficile, d'ailleurs, d'affirmer que telle femme qui a une ulcération du col n'est pas dangereuse. Ne peut-elle pas avoir eu la syphilis antérieurement? Et, dans ce cas, l'ulcération ou l'érosion du col est-elle sans danger? Comment affirmer, en outre, que telle ulcération du col qui débute est une ulcération simple et qu'elle n'est pas le point de départ d'une manifestation plus grave? L'expérience ne nous prouve-t-elle pas, tous les jours, que, dans les catégories des femmes examinées au dispensaire, les affections, en apparence les plus anodines au début, sont le plus souvent graves? Il ne s'agit donc pas, dans la mission qui incombe au médecin du dispensaire, de se laisser aller à une indulgence dangereuse; il doit être, au contraire, très rigoureux, de façon à ne laisser jamais passer un symptôme suspect. Je crois être dans la vérité absolue, en maintenant sous la dénomination de maladies vénériennes les affections que j'ai énumérées.

3° Affections parasitaires.

Sous cette dénomination, il est surtout question de la gale. Il est utile, ce me semble, au sujet de cette affection, de réfuter, en passant, l'objection fréquemment faite, à l'envoi des femmes atteintes de cette maladie à l'infirmerie de Saint-Lazare. Il est possible d'admettre, si on ne considère que la question du traitement, que la guérison pourrait être plus rapide, si on envoyait les malades au traitement spécial de l'hôpital Saint-Louis, par exemple. Mais, si j'examine la question au point de vue pratique, je devrai l'apprécier différemment, suivant qu'il sera question des filles inscrites ou des filles insoumises.

Pour ce qui concerne les femmes inscrites, peut-on supposer que le médecin obtiendrait facilement, si on les laissait en liberté, qu'elles prissent des soins spéciaux et qu'elles se résignassent à un traitement? Évidemment non. Libres d'agir à leur guise, elles ne se décideraient à se soigner qu'après avoir communiqué cette maladie à de nombreux clients. Les femmes atteintes de la gale n'attachent aucune importance à cette affection; elles disent volontiers que les signes observés chez elles sont de simples boutons de sang, qui n'ont rien de sérieux. Il n'y a donc pas à compter sur leur bon vouloir pour arriver à ce qu'elles se soignent spontanément, d'une façon méthodique.

C'est bien autre chose s'il est question d'une fille insoumise atteinte de la gale. Dans ce cas, on n'obtiendrait absolument rien, quels que fussent les conseils donnés. Il s'ensuit que les filles inscrites ou non inscrites transmettraient sans scrupule une maladie parasitaire, si elles continuaient en liberté leur métier de prostituées libres ou de prostituées clandestines; il y a donc utilité à les mettre dans la nécessité de recevoir les soins qui leur sont personnellement nécessaires et d'empêcher la propagation de l'affection dont elles sont atteintes. Je puis ajouter qu'il arrive souvent qu'une fille, arrêtée pour la gale, se trouve sous l'influence de la syphilis à l'état d'incubation. Nous avons constaté, en effet, bien des fois, que des filles envoyées à Saint-Lazare pour la gale y ont fait un séjour de plusieurs mois, parce que des accidents syphilitiques se sont montrés et se sont développés peu de jours après leur entrée à Saint-Lazare. Dans ces cas, n'y a-t-il pas eu une double utilité à envoyer ces malades à l'infirmerie de Saint-Lazare?

IV

Après avoir montré l'utilité du classement adopté et la nécessité de continuer les traditions du dispensaire de salubrité, je dois compléter les renseignements que j'ai à fournir pour montrer comment mes statistiques ont été faites.

Mes recherches devaient porter sur deux points spéciaux : il était nécessaire d'examiner les maladies constatées : 1° en les comparant au nombre des visites ; 2° en les comparant au nombre de femmes examinées.

Presque toujours, dans les statistiques publiées, on a négligé d'étudier les résultats obtenus comparativement aux visites faites ; on s'est contenté d'établir des proportions suivant le nombre des femmes existant à certaines périodes déterminées. Il m'a paru indispensable d'étudier ces deux côtés de la question.

Maladies constatées comparativement au nombre des visites.

Je vais étudier d'abord les maladies constatées, suivant le nombre des visites faites, en examinant successivement les différentes catégories de femmes.

1° Filles en carte.

Le nombre des filles en carte se rendant à leur visite n'est pas régulier. Bien qu'elles soient obligées de se rendre au dispensaire une fois par quinzaine, il en est qui manquent une quinzaine, il en est d'autres qui manquent leurs visites pendant un mois et quelquefois pendant deux mois, pour des raisons qui échappent à la sanction médicale; mais comme je n'ai pas, en ce moment, à examiner le nombre de femmes visitées, mais bien le nombre de visites qui ont été faites, j'obtiens le chiffre exact en additionnant, jour par jour, le nombre de visites faites chez les filles en carte; l'ensemble de ces additions me donne le nombre de visites du mois. En additionnant les visites des douze mois, j'obtiens le chiffre exact des visites chez les filles en carte.

En 1878, la moyenne des filles en carte examinées au dispensaire a été de 1 790, pour lesquelles il y a eu 42 943 visites.

Ces 42 943 visites ont fait trouver :

110 femmes atteintes d'accidents syphilitiques, 114 atteintes d'accidents vénériens non syphilitiques et 19 ayant la gale.

En 1879, le nombre de femmes étant de 1 270, le chiffre des visites a été de 30 549. Le nombre des malades a été :

130 syphilitiques, 84 vénériennes non syphilitiques et 16 femmes atteintes de la gale.

En 1880, le nombre des femmes est de 916, le chiffre des visites est de 21 967. Il y a eu :

102 syphilitiques, 64 vénériennes non syphilitiques, et 11 femmes atteintes de la gale.

En 1881, le nombre les femmes est de 834, pour lesquelles il y a eu 20 008 visites. On a trouvé :

79 syphilitiques, 77 vénériennes non syphilitiques et 13 atteintes de la gale.

En 1882, le nombre de femmes visitées régulièrement a été de 843, pour lesquelles il y a eu 20 230 visites. Ce nombre de visites a fait trouver :

93 syphilitiques, 65 vénériennes non syphilitiques et 11 femmes atteintes de la gale.

Pour 1883, le nombre des femmes étant de 981 et le nombre des visites de 23 547, on a trouvé :

90 syphilitiques, 97 vénériennes non syphilitiques et 11 atteintes de la gale.

Pour 1884, le nombre des femmes est de 1 211, pour lesquelles il y 29 062 visites, qui font trouver :

97 syphilitiques, 82 vénériennes non syphilitiques et 6 femmes atteintes de la gale.

L'année 1885, il y a 39 168 visites, pour 1 644 femmes ayant passé régulièrement au dispensaire. On trouve :

103 syphilitiques, 126 vénériennes non syphilitiques et 11 femmes atteintes de la gale.

En 1886, le nombre des femmes étant de 1 762 et le nombre des visites de 39 318, on trouve :

76 syphiliques, 94 vénériennes non syphilitiques, et 11 femmes ayant la gale.

En 1887, le chiffre des femmes visitées étant de 1 797 et le nombre des visites de 39 007, on trouve :

73 syphilitiques, 133 vénériennes non syphilitiques, et 5 femmes ayant la gale.

L'ensemble de ces dix années donne la proportion suivante :

Pour 305 799 visites, il y a :

Syphilitiques, 3,12 p. 1000 visites.

Vénériennes non syphilitiques, 3,06 p. 1000.

Gale, 0,36 p. 1000.

2° Filles en maison.

Pour ce qui concerne cette seconde catégorie des filles inscrites, les visites ont été faites régulièrement, à jour fixe, toutes les semaines, dans leurs maisons respectives; ce qui donne un chiffre de 52 visites par an. Il y a, en outre, les visites faites au dispensaire pour les filles ayant manqué leur visite régulière dans leur maison. En troisième lieu, il y a les visites faites au dispensaire pour les filles qui changent de maison. Ces visites sont, en quelque sorte, des visites supplémentaires, car la fille changeant de maison et soumise à l'examen médical du dispensaire a pu être déjà visitée dans la semaine et quelquefois même la veille ou l'avant-veille dans sa maison. Ces visites au dispensaire ont été ajoutées à celles qui ont lieu dans les maisons et l'ensemble donne le nombre exact des visites faites pendant l'année.

Ces données établies, voici les résultats constatés :

En 1878, sur 1 127 femmes de maison, pour lesquelles 58 180 visites ont été faites, on a trouvé :

246 syphilitiques, 255 vénériennes non syphilitiques, et 14 femmes ayant la gale.

En 1879, sur 1 343 femmes de maison, pour lesquelles 58 206 visites ont été faites, on a trouvé :

246 syphilitiques, 158 vénériennes non syphilitiques, et 31 femmes atteintes de la gale.

Pendant l'année 1880, sur 1 107 femmes, pour lesquelles 56 150 visites ont été faites, on trouve :

205 syphilitiques, 146 vénériennes non syphilitiques et 17 femmes ayant la gale.

Pour 1881, le nombre des femmes en maison étant de 1 057 et le nombre de visites 53 994, on trouve :

181 syphilitiques, 157 vénériennes non syphilitiques et 26 femmes ayant la gale.

En 1882, le nombre des femmes de maison est de 1 116, le nombre des visites est de 52 641 ; les malades sont :

165 syphilitiques, 133 vénériennes non syphilitiques et 10 femmes ayant la gale.

En 1883, sur 1 030 femmes de maison pour lesquelles on fait 50 079 visites, on a trouvé :

77 syphilitiques, 116 vénériennes non syphilitiques et 19 femmes ayant la gale.

En 1884, le nombre des femmes de maison est de 961 ; les visites, au nombre de 45 828, donnent comme résultat :

74 syphilitiques, 84 vénériennes non syphilitiques et 1 femme ayant la gale.

Pendant l'année 1885, le nombre des femmes de maison est de 913, le nombre des visites est de 44 356 ; le chiffre des malades est :

55 syphilitiques, 85 vénériennes non syphilitiques et 11 femmes ayant la gale.

Pendant l'année 1886, il y a 914 femmes de maison pour lesquelles 43 165 visites ont été faites ; on a trouvé :

57 syphilitiques, 55 vénériennes non syphilitiques et 9 femmes ayant la gale.

Enfin, en 1887, il y a 926 femmes de maison et 41 113 visites dont le résultat a été :

55 syphilitiques, 83 vénériennes non syphilitiques et 8 femmes ayant la gale.

L'ensemble de ces dix années donne la proportion suivante :

Pour 503 712 visites, il y a :

Syphilitiques, 2,70 p. 1000 visites.

Vénériennes non syphilitiques, 2,52 p. 1000.

Gale, 0,30 p. 1000.

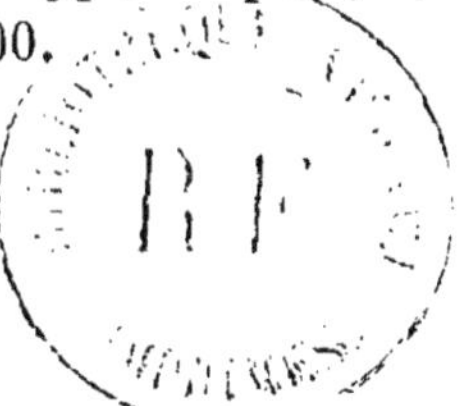

3° Filles arrêtées ou filles du dépot.

Cette troisième catégorie des filles inscrites se compose des filles arrêtées.

Les arrestations ont pour motif : le manquement aux visites, la violation de certains règlements, le scandale dans les rues, l'ivresse et les injures aux agents.

Ce sont ces filles qui constituent le groupe des irrégulières parmi les femmes inscrites ; elles évitent les visites et se livrent à tous les excès. Elles forment une classe à part, qui pourrait être considérée comme un complément de la prostitution clandestine (1). Quelques-unes sont arrêtées plusieurs fois dans une année et souvent plusieurs fois dans un mois. Leur nombre n'étant pas régulier, et les documents faisant défaut sur ce point, ce n'est qu'en comparaison du chiffre des visites, qu'il m'a été possible d'établir une proportion, au point de vue de la fréquence

(1) A l'appui de ce que j'avance, je puis citer un fait que j'ai récemment observé au dispensaire : une fille F..., arrêtée le 30 octobre 1889, a été examinée au dispensaire le 31 octobre et trouvée atteinte d'angine syphilitique, de papules muqueuses des lèvres, de papules muqueuses hypertrophiées de la vulve et de l'anus.

Cette fille, inscrite comme fille soumise, le 21 décembre 1888, ne s'est jamais rendue à sa visite. Elle a vécu de la prostitution clandestine. Elle reconnaît avoir des accidents secondaires depuis trois ou quatre mois, ce qui ne l'a pas empêchée, jusqu'au moment de son arrestation, de voir régulièrement trois ou quatre amateurs par jour. Comme beaucoup de malheureuses de son espèce, elle vit avec un souteneur. C'est là incontestablement un des faits les plus curieux d'une fille inscrite faisant de la prostitution clandestine et n'ayant pas plus souci de la maladie que des accidents qu'elle peut communiquer.

Est-il bien utile d'ajouter que dans les statistiques de l'année 1889 cette fille ne peut et ne doit figurer que parmi les filles du dépôt? Du jour où elle est *inscrite*, elle appartient à la catégorie des filles soumises et ne peut plus figurer sous aucun prétexte dans la classe des insoumises, alors même qu'elle a vécu de la prostitution clandestine.

des maladies. Le nombre des visites dans cette catégorie est fort variable, puisqu'il est, une année, de 2 933 et une autre année de 17 444. L'écart est considérable, comme on voit.

Pour cette catégorie, comme pour les deux autres, je vais comparer le nombre des malades par année au nombre des visites.

En 1878, pour 7766 visites, il y a :

167 syphilitiques, 184 vénériennes non syphilitiques et 21 femmes ayant la gale.

En 1879, pour 7 075 visites, il y a :

178 syphilitiques, 119 vénériennes non syphilitiques et 19 femmes ayant la gale.

En 1880, pour 6 767 visites, le nombre des malades est de :

209 syphilitiques, 183 vénériennes non syphilitiques et 44 femmes ayant la gale.

En 1881, le chiffre des visites est de 3 094; celui des malades est de :

127 syphilitiques, 68 vénériennes non syphilitiques et 30 femmes ayant la gale.

En 1882, le chiffre des visites est de 2 933; celui des malades est de :

136 syphilitiques, 94 vénériennes non syphilitiques et 29 femmes ayant la gale.

En 1883, pour un chiffre de visites de 3 220, on trouve :

146 syphilitiques, 87 vénériennes non syphilitiques et 36 femmes ayant la gale.

En 1884, le chiffre des visites est de 4 426 ; celui des malades est de :

156 syphilitiques, 84 vénériennes non syphilitiques et 29 femmes ayant la gale.

L'année 1885, pour 9 381 visites, donne :

270 syphilitiques, 97 vénériennes non syphilitiques et 38 femmes ayant la gale.

L'année 1886, pour 14 634 visites, on trouve :

228 syphilitiques, 109 vénériennes non syphilitiques et 40 ayant la gale.

L'année 1887, pendant laquelle il y a eu 17 444 visites parmi les femmes du dépôt, donne le résultat suivant :

232 syphilitiques, 95 vénériennes non syphilitiques et 27 femmes ayant la gale.

L'ensemble des dix années donne, pour 76 740 visites faites chez les femmes du dépôt, la proportion suivante :

Syphilitiques : 23,96 p. 1000 visites.

Vénériennes non syphilitiques : 14,46 p. 1000.

Gale : 4,06 p. 1000.

4° Filles insoumises ou prostitution clandestine.

Les insoumises, qui vivent de la prostitution clandestine, ne sont arrêtées que lorsqu'elles sont surprises en flagrant délit de prostitution ; elles sont arrêtées beaucoup moins souvent que les filles du dépôt. En général, elles passent au dispensaire rarement plus d'une ou deux fois par an ; un certain nombre même n'y ont passé qu'une fois en dix ans.

De ce fait, il résulte que, à quelques exceptions près, le nombre des visites faites chez elles est, à peu près, le chiffre des personnes de cette catégorie arrêtées dans l'année. J'aurai donc à faire certaines réserves sur les résultats obtenus.

En 1878, il y a eu 2 580 visites, qui ont donné :

341 syphilitiques, 455 vénériennes non syphilitiques et 35 filles atteintes de la gale.

En 1879, il y a eu 2 127 visites qui ont donné :

408 syphilitiques, 264 vénériennes non syphilitiques et 36 filles atteintes de la gale.

En 1880, il y a eu 3 544 visites qui ont donné :

709 syphilitiques, 386 vénériennes non syphilitiques et 82 femmes atteintes de la gale.

En 1881, il y a eu 2 444 visites qui ont donné :

510 syphilitiques, 297 vénériennes non syphilitiques et 64 femmes ayant la gale.

En 1882, il y a eu 2 767 visites qui ont donné :

596 syphilitiques, 327 vénériennes non syphilitiques et 85 filles ayant la gale.

En 1883, il y a 2 796 visites, qui ont donné :

505 syphilitiques, 300 vénériennes non syphilitiques et 67 filles ayant la gale.

En 1884, il y a eu 2 825 visites, qui ont donné :

439 syphilitiques, 313 vénériennes non syphilitiques et 34 filles ayant la gale.

En 1885, il y a eu 3 000 visites, qui ont donné :

413 syphilitiques, 454 vénériennes non syphilitiques et 38 filles ayant la gale.

En 1886, il y a eu 2 724 visites, qui ont donné :

320 syphilitiques, 412 vénériennes non syphilitiques, 49 filles ayant la gale.

En 1887, il y a eu 2 234 visites, qui ont donné :

272 syphilitiques, 432 vénériennes non syphilitiques et 40 filles ayant la gale.

L'ensemble de ces dix années donne la proportion suivante :

Pour 27 041 visites, il y a :

Syphilitiques 116 p. 1000 visites.

Vénériennes non syphilitiques 134 p. 1000.

Gale, 19 p. 1000.

V

Il me paraît utile de grouper l'ensemble des résultats de la période décennale pour chacune de ces quatre catégories, de façon à pouvoir facilement constater les différences.

Nombre des malades trouvées, suivant les catégories, par 1000 visites (période de 1878 à 1887).

Filles soumises.

1° Filles isolées ou filles en carte		305.799 visites.
Syphilitiques	3,12	p. 1000 visites.
Vénériennes, non syphilitiques	3,05	—
Gale	0,36	—
2° Filles en maison		503.712 visites.
Syphilitiques	2,70	p. 1000 visites.
Vénériennes, non syphilitiques	2,52	—
Gale	0,30	—
3° Filles arrêtées, dites filles du dépôt		76.740 visites.
Syphilitiques	23,96	p. 1000 visites.
Vénériennes, non syphilitiques	14,46	—
Gale	4,06	—

Filles insoumises.

4° Prostitution clandestine		27.041 visites.
Syphilitiques	166	p. 1000 visites.
Vénériennes, non syphilitiques	134	—
Gale	19	—

Il ressort de ces tableaux que la proportion des malades, par mille visites, est, à peu de chose près, la même pour les filles en maison ou pour les filles en carte.

La comparaison de la troisième catégorie des filles soumises, c'est-à-dire des filles arrêtées, dites filles du dépôt, avec les filles de maison et les filles en carte montre que le chiffre des syphilitiques chez les filles du dépôt est énorme ; il donne en effet 23,96 de syphilitiques pour mille visites, alors que pour les filles en carte il y a 3,12 p. 1000 et pour les filles en maison 2,70 p. 1000.

La prostitution des filles inscrites, mais irrégulières qui, par leurs habitudes et les soins qu'elles mettent à se soustraire à la visite réglementaire, deviennent une annexe de la prostitution clandestine, est donc très dangereuse. La syphilis est, pour mille visites, dix-huit fois plus fréquente chez elles que chez l'ensemble des deux autres groupes des filles soumises, qui sont visitées d'une façon régulière.

Pour les insoumises, qui font de la prostitution clandestine, la proportion des syphilitiques est tout à fait exceptionnelle, puisqu'elle donne 166 syphilitiques pour mille visites.

Je dois faire observer immédiatement que la proportion au point de vue du nombre des visites n'est plus la même ici que dans les trois groupes précédents. Le chiffre des visites annuelles représente, d'une façon approximative, le nombre des insoumises examinées au dispensaire. Le nombre des visites est donc, à certaines exceptions près, le même que le nombre des insoumises arrêtées. L'unité de visite répondant presque à l'unité d'insoumise arrêtée ne peut pas entrer en parallèle, d'une façon absolue, avec l'unité des trois groupes précédents, qui ont à leur actif, pour les filles libres 24 visites, pour les filles de maison 52 visites au minimum, et pour les filles du dépôt, de nombreuses visites dont le chiffre exact, pour chaque femme, ne peut pas être indiqué, les documents faisant défaut ; il n'est pas superflu néanmoins de faire cette constatation, bien que la déduction à en tirer ne soit pas absolue ; il devra en être tenu compte, lorsque j'examinerai les résultats constatés, en calculant les malades comparativement au nombre d'individus.

Les différents résultats que je viens d'énumérer sont contenus dans les tableaux A et B qui donnent les résultats obtenus dans les quatre catégories de femmes et sont le résumé de dix tableaux annuels.

VI

Tableau A. — **Relevé comparatif, par années, du nombre des filles soumises pendant les années 1878 à 1887.**

EFFECTIF DES FEMMES INSCRITES.		EN MAISON.	EN CARTE.
Au 1er janvier 1878.........	4.250	1.127	3.123
— 1879.........	3.991	1.343	2.648
— 1880.........	3.582	1.107	2.475
— 1881.........	3.160	1.057	2.103
— 1882.........	2.839	1.116	1.723
— 1883.........	2.816	1.030	1.786
— 1884.........	2.917	361	1.956
— 1885.........	3.911	913	2.998
— 1886.........	4.319	914	3.405
— 1887.........	4.681	926	3.755
	36.466	10.494	25.972

Tableau B. — **Relevé comparatif du nombre des visites faites chez les filles soumises et insoumises pendant les années 1878 à 1887, et de la proportion par mille visites des femmes trouvées malades.**

ANNÉES.	FILLES SOUMISES.												FILLES INSOUMISES. — PROSTITUTION CLANDESTINE.			
	ISOLÉES.				EN MAISON.				ARRÊTÉES. — DÉPÔT.							
	Nombre de visites.	Syphilitiques.	Non syphilitiques.	Gale.	Nombre de visites.	Syphilitiques.	Non syphilitiques.	Gale.	Nombre de visites.	Syphilitiques.	Non syphilitiques.	Gale.	Nombre de visites.	Syphilitiques.	Non syphilitiques.	Gale.
1878	42.943	110	114	19	58.180	246	255	14	7.766	167	184	21	2.580	341	455	35
1879	30.549	130	84	16	58.206	246	158	31	7.075	178	119	19	2.127	408	264	36
1880	21.967	102	64	11	56.150	205	146	17	6.767	209	183	44	3.544	709	386	82
1881	20.008	79	77	13	53.994	181	157	26	3.094	127	68	30	2.444	510	297	64
1882	20.230	93	65	11	52.641	165	133	10	2.933	136	94	29	2.767	596	327	85
1883	23.547	90	97	11	50.079	77	116	19	3.220	146	87	36	2.796	505	300	67
1884	29.062	97	82	6	45.828	74	84	1	4.426	156	84	29	2.825	439	313	34
1885	39.168	103	126	11	44.356	55	85	11	9.381	270	97	38	3.000	413	454	38
1886	39.318	76	94	11	43.165	57	55	9	14.634	228	109	40	2.724	320	412	49
1887	39.007	73	133	5	41.113	55	83	8	17.444	232	95	27	2.234	272	432	40
	305.799	953	936	114	503.712	1.361	1.272	146	76.740	1.849	1.120	313	27.041	4.513	3.640	530
		3.12 ‰	3.06 ‰	0.36 ‰		2.70 ‰	2.52 ‰	0.30 ‰		23.96 ‰	14.46 ‰	4.06 ‰		166 ‰	134 ‰	19 ‰
		2.003 6.54 ‰				2.779 5.52 ‰				3.282 42.48 ‰				8.683 319 ‰		

VII

Après avoir étudié les résultats obtenus comparativement au nombre des visites faites, il reste à examiner le nombre de malades trouvées dans chaque série de femmes et à les classer par groupes d'individus et non proportionnellement au nombre des visites.

Il me semble utile, au préalable, de dire quelle est la méthode que j'ai suivie pour établir les proportions des malades pour cent femmes visitées.

Pour les filles en carte, dont le chiffre n'est pas régulier chaque quinzaine, j'ai noté le nombre des femmes visitées dans la première quinzaine du mois; ce chiffre, additionné avec le chiffre des femmes visitées dans la deuxième quinzaine du mois, m'a donné un total qui, divisé par deux, donne la moyenne exacte des femmes visitées dans un mois. Pour avoir le nombre certain des femmes visitées dans une année, j'ai additionné la moyenne des douze mois et, en divisant par 12, j'ai obtenu le nombre cherché.

Pour les filles de maison, le calcul n'était pas le même. Pour arriver à un résultat approximatif, j'ai dû prendre, comme point de départ, le chiffre des femmes présentes dans les maisons au premier janvier de chaque année.

Pour les filles du dépôt, la proportion du nombre des malades par cent femmes ne peut pas être établie. Si le chiffre des visites faites chez les filles du dépôt est connu, il n'est pas aussi facile de savoir exactement combien de femmes ont fourni ce chiffre de visites. La même unité de femmes pouvant passer 5, 6 et même 10 fois, dans un mois, au dépôt et, par suite, être visitée un égal nombre de fois au dispensaire, il s'ensuit qu'il est impossible d'établir une statistique des malades comparativement au nombre des femmes, ce nombre n'étant pas connu. Il est très regrettable que les documents fassent défaut sur ce point. Pour ce qui concerne les insoumises qui, à quelques exceptions près, ne sont pas généralement arrêtées plus d'une ou deux fois dans une année, le nombre des visites faites donne approximativement le nombre des insoumises arrêtées.

VIII

Proportion des malades comparativement au nombre des femmes visitées.

1° Filles en carte.

La première catégorie qui comprend les filles en carte ou filles isolées nous donne :

En 1878, sur 1 790 filles visitées régulièrement pendant l'année, il y a eu :

110 syphilitiques, soit....................	6	p. 100
114 vénériennes, non syphilitiques, soit...	6,30	—
19 femmes ayant la gale, soit...........	1,05	—

En 1879, le nombre de filles visitées régulièrement étant de 1 270, le chiffre des malades a été :

130 syphilitiques, soit....................	10,25	p. 100
84 vénériennes, non syphilitiques, soit...	6,60	—
16 femmes ayant la gale, soit...........	1,10	—

Pour 1880, le nombre des femmes visitées étant de 916. le chiffre des malades a été :

102 syphilitiques, soit....................	11	p. 100
64 vénériennes, non syphilitiques, soit...	7	—
11 femmes ayant la gale, soit...........	1,20	—

Pour 1881, le nombre des femmes visitées étant de 834 femmes, le chiffre des malades a été :

79 syphilitiques, soit....................	9,30 p. 100
77 vénériennes, non syphilitiques, soit...	9,20 —
13 femmes ayant la gale, soit...........	1,50 —

Pendant l'année 1882, le nombre des femmes visitées ayant été de 843, on a trouvé :

93 syphilitiques, soit....................	11 p. 100
65 vénériennes, non syphilitiques, soit...	7,70 —
11 femmes ayant la gale, soit...........	1,30 —

Pendant l'année 1883, le nombre des femmes visitées ayant été de 981, on a trouvé :

90 syphilitiques, soit....................	9 p. 100
97 vénériennes, non syphilitiques, soit...	9,80 —
11 femmes ayant la gale, soit...........	1,12 —

Pendant l'année 1884, le nombre des femmes visitées ayant été de 1 211, on a trouvé :

97 syphilitiques, soit....................	8 p. 100
82 vénériennes, non syphilitiques, soit...	6,70 —
6 femmes ayant la gale, soit...........	0,50 —

En 1885, pour 1 644 femmes visitées, on a trouvé :

103 syphilitiques, soit....................	6 p. 100
126 vénériennes, non syphilitiques, soit...	7,65 —
11 femmes ayant la gale, soit...........	0,65 —

En 1886, pour 1 762 femmes visitées, on a trouvé :

76 syphilitiques, soit....................	4,30 p. 100
94 vénériennes, non syphilitiques, soit...	5,35 —
11 femmes ayant la gale, soit...........	0,62 —

En 1887, pour 1797 femmes visitées, on a trouvé :

73 syphilitiques, soit....................	4,10 p. 100
133 vénériennes, non syphilitiques, soit...	7,40 —
5 femmes ayant la gale, soit...........	0,27 —

L'ensemble de ces dix années donne 13 048 femmes visitées parmi lesquelles il y a 2 002 malades, savoir :

953 syphilitiques, soit................	7,30 p. 100	Ensemble : 15,31 p. 100
936 vénériennes, non syphilitiques, soit	7,16 —	
114 galeuses, soit....................	0,85 —	

2° Filles en maison.

La deuxième catégorie, qui comprend les filles de maison, nous donne :

En 1878, sur 1 127 femmes visitées, on a trouvé :

246 syphilitiques, soit	22	p. 100
255 vénériennes, non syphilitiques, soit	23,10	—
14 femmes ayant la gale, soit	1,20	—

En 1879, sur 1 343 femmes visitées, on a trouvé :

246 syphilitiques, soit	18,30	p. 100
158 vénériennes, non syphilitiques, soit	12	—
31 femmes ayant la gale, soit	2,30	—

En 1880, sur 1 107 femmes visitées, on a trouvé :

205 syphilitiques, soit	18,50	p. 100
146 vénériennes, non syphilitiques, soit	13,10	—
17 femmes ayant la gale, soit	1,50	—

En 1881, sur 1 057 femmes visitées, on a trouvé :

181 syphilitiques, soit	17,10	p. 100
157 vénériennes, non syphilitiques, soit	15	—
26 femmes ayant la gale, soit	2,45	—

En 1882, sur 1 116 femmes visitées, on a trouvé :

165 syphilitiques, soit	14,75	p. 100
133 vénériennes, non syphilitiques, soit	12	—
10 femmes ayant la gale, soit	0,89	—

En 1883, sur 1 030 femmes visitées, on a trouvé :

77 syphilitiques, soit	7,60	p. 100
116 vénériennes non syphilitiques, soit	11	—
19 femmes ayant la gale, soit	1,85	—

En 1884, sur 961 femmes visitées, on a trouvé :

74 syphilitiques, soit	7,70	p. 100
84 vénériennes, non syphilitiques, soit	8,75	—
1 femme ayant la gale, soit	0,01	—

En 1885, sur 913 femmes visitées, on a trouvé :

55 syphilitiques, soit	6	p. 100
85 vénériennes, non syphilitiques, soit	9,30	—
11 femmes ayant la gale, soit	1,20	—

En 1886, sur 914 femmes visitées, on a trouvé :

57 syphilitiques, soit	6,30	p. 100
55 vénériennes, non syphilitiques, soit	6	—
9 femmes ayant la gale, soit	0,99	—

En 1887, sur 926 femmes visitées, on a trouvé :

55 syphilitiques, soit	6,05	p. 100
83 vénériennes, non syphilitiques, soit	9	—
8 femmes ayant la gale, soit	0,85	—

L'ensemble de ces dix années montre qu'il y a eu 10 494 femmes de maison visitées et que le nombre des malades est 2 779. Ce chiffre se décompose de le façon suivante :

1.361 syphilitiques, soit	12	p. 100	Ensemble : 25,57 p. 100
1.272 vénériennes, non syphilitiq., soit	12,12	—	
146 galeuses, soit	1,32	—	

3° Filles insoumises.

La troisième catégorie, qui comprend les filles insoumises, c'est-à-dire les filles qui font de la prostitution clandestine, est très intéressante, elle nous donne :

En 1878, sur 2 580 insoumises arrêtées, on trouve :

341 syphilitiques, soit	13,21	p. 100
455 vénériennes, non syphilitiques, soit	17,63	—
35 femmes ayant la gale, soit	1,35	—

En 1879, sur 2 127 insoumises arrêtées, on trouve :

408 syphilitiques, soit	19,13	p. 100
264 vénériennes, non syphilitiques, soit	12,41	—
36 femmes ayant la gale, soit	1,69	—

En 1880, sur 3 544 insoumises arrêtées, on trouve :

709 syphilitiques, soit	20	p. 100
386 vénériennes, non syphilitiques, soit	10,89	—
82 femmes ayant la gale, soit	2,31	—

En 1881, sur 2 444 insoumises arrêtées, on trouve :

510 syphilitiques, soit	20,82	p. 100
297 vénériennes, non syphilitiques, soit	12,15	—
64 femmes ayant la gale, soit	2,62	—

En 1882, sur 2 767 insoumises arrêtées, on trouve :

596 syphilitiques, soit	21,54	p. 100
327 vénériennes, non syphilitiques, soit	11,81	—
85 femmes ayant la gale, soit	2,89	—

En 1883, sur 2 796 insoumises arrêtées, on trouve :

505 syphilitiques, soit	18,06	p. 100
300 vénériennes, non syphilitiques, soit	10,72	—
67 femmes ayant la gale, soit	2,39	—

En 1884, sur 2 825 insoumises arrêtées, on trouve :

439 syphilitiques, soit	15,18	p. 100
313 vénériennes, non syphilitiques, soit	10,30	—
34 femmes ayant la gale, soit	1,20	—

En 1885, sur 3 000 insoumises arrêtées, on trouve :

413 syphilitiques, soit	13,80	p. 100
454 vénériennes, non syphilitiques, soit	15,09	—
38 femmes ayant la gale, soit	1,26	—

En 1886, sur 2 724 insoumises arrêtées, on trouve :

320 syphilitiques, soit	11,01	p. 100
412 vénériennes, non syphilitiques, soit	14,68	—
49 femmes ayant la gale, soit	1,80	—

En 1887, sur 2 234 insoumises arrêtées, on trouve :

272 syphilitiques, soit	12,18	p. 100
432 vénériennes, non syphilitiques, soit	19,34	—
40 femmes ayant la gale, soit	1,79	—

L'ensemble de ces dix années donne 27 041 filles insoumises arrêtées, parmi lesquelles on trouve 8 683 malades qui se décomposent ainsi :

4.513 syphilitiques, soit	16,69	p. 100	Ensemble : 32,05 p. 100
3.640 vénériennes, non syphilitiq., soit	13,41	—	
530 galeuses, soit	1,95	—	

Les tableaux C et D donnent les résultats constatés dans cette période de dix années.

IX

Tableau C. — **Relevé comparatif, par années, du nombre des filles en carte et en maison, visitées de 1878 à 1887, avec la proportion pour cent de celles qui ont eu des affections syphilitiques, des affections vénériennes ou des affections parasitaires.**

ISOLÉES.							
ANNÉES.	NOMBRE.	SYPHILITIQUES.	P. 100.	NON SYPHILITIQUES.	P. 100.	GALE.	P. 100.
1878	1.790	110	6	114	6.30	19	1.05
1879	1.270	130	10.25	84	6.60	16	1.10
1880	916	102	11	64	7	11	1.20
1881	834	79	9.30	77	9.20	13	1.50
1882	843	93	11	65	7.70	11	1.30
1883	981	90	9	97	9.80	11	1.12
1884	1.211	97	8	82	6.70	6	0.50
1885	1.644	103	6	126	7.65	11	0.67
1886	1.762	76	4.30	94	5.35	11	0.62
1887	1.797	73	4.10	133	7.40	5	0.27
	13.048	953		936		114	
		7.30 %		7.16 %		0.85 %	
		2.003 15.31 %					

EN MAISON.							
ANNÉES.	NOMBRE.	SYPHILITIQUES.	P. 100.	NON SYPHILITIQUES.	P. 100.	GALE.	P. 100.
1878	1.127	246	22	255	23.10	14	1.20
1879	1.343	246	18.30	158	12	31	2.30
1880	1.107	205	18.50	146	13.10	17	1.50
1881	1.057	181	17.10	157	15	26	2.45
1882	1.116	165	14.75	133	12	10	0.89
1883	1.030	77	7.60	116	11	19	1.85
1884	961	74	7 70	84	8.75	1	0.01
1885	913	55	6	85	9.30	11	1.20
7886	914	57	6.30	55	6	9	0.99
1887	926	55	6.05	83	9	8	0.85
	10.494	1.361		1.272		146	
		12 %		12.12 %		1.32 %	
		2.779 25.57 %					

X

TABLEAU D. — **Relevé comparatif, par années, du nombre d'insoumises visitées au dispensaire de salubrité de 1878 à 1887, avec la proportion pour cent de celles qui ont eu des affections vénériennes syphilitiques, des affections vénériennes non syphilitiques ou des affections parasitaires.**

ANNÉES.	FILLES INSOUMISES (PROSTITUTION CLANDESTINE).						
	NOMBRE DES INSOUMISES visitées.	SYPHILITIQUES.	P. 100.	VÉNÉRIENNES non syphilitiques.	P. 100.	GALE.	P. 100.
1878.......	2.580	341	13.21	455	17.63	35	1.35
1879.......	2.127	408	19.13	264	12.41	36	1.69
1880.......	3.544	709	20.00	386	10.89	82	2.31
1881.......	2.444	510	20.82	297	12.15	64	2.62
1882.......	2.767	596	21.54	327	11 81	85	2.89
1883.......	2.796	505	18.06	300	10.72	67	2.39
1884.......	2.825	439	15.18	313	10.30	34	1.20
1885.......	3.000	413	13.80	454	15.09	38	1.26
1886.......	2.724	320	11.01	412	14.68	49	1.80
1887......	2.234	272	12.18	432	19.34	40	1.79
	27.041	4.513		3.640		530	
		16.69 %		13.41 %		1.95 %	
		8.683 32.05 %					

XI

L'étude des tableaux C et D montre que la proportion des malades, spécialement au point de vue de la syphilis, est utile à comparer dans les trois catégories : des filles isolées ou en carte, des filles en maison et des filles insoumises ; cette proportion ne pouvant pas être établie comme je l'ai dit plus haut, pour les filles du dépôt. La moyenne, pour cette période décennale, est la suivante (1) :

1° Filles en carte : syphilis, 7,30 p. 100.

2° Filles de maison : syphilis, 12 p. 100.

3° Filles insoumises : syphilis, 16,69 p. 100.

La comparaison de ces chiffres démontre que la proportion des syphilitiques est surtout forte chez les insoumises, qu'elle diminue notablement chez les filles de maison et qu'elle est beaucoup moins forte chez les filles en carte.

L'écart entre les filles de maison, qui ont 12 p. 100 de syphilitiques, et les insoumises qui en ont 16,69 p. 100, ne semble pas de prime abord très considérable, puisqu'il est de 4,69 p. 100 ; mais, si on veut se rappeler que les filles de maison ont été visitées 52 fois par an, au minimum, alors que les insoumises ne l'ont été généralement qu'un petit nombre de fois, on trouvera le fait moins extraordinaire.

Pour établir une proportion comparative rigoureuse,

(1) Il est nécessaire de faire observer que la délimitation entre les filles de maison et les filles en carte n'est pas absolument rigoureuse, ces femmes pouvant passer facilement d'une catégorie dans une autre. Dans un espace de dix ans, la fille en carte a pu changer plusieurs fois de catégorie et, après avoir été femme de maison, redevenir femme en carte et réciproquement. Il n'en est plus de même pour les insoumises, qui vivent de la prostitution clandestine. Ici la classification est rigoureuse. L'insoumise arrêtée, comme l'insoumise malade, n'a jamais appartenu à une autre catégorie. Tant qu'elle n'est pas inscrite, elle fait partie de la même division. L'inscription sur les registres de la prostitution réglementée la fait disparaître, pour toujours, des statistiques concernant les insoumises. Elle ne fera plus partie de cette classification, alors même qu'elle serait restée des mois et même des années sans se présenter à la visite réglementaire. Après une absence plus ou moins prolongée, elle figurera dans les statistiques des filles du dépôt, si elle est arrêtée ; elle sera, au contraire, classée parmi les filles en carte, si elle se présente spontanément pour régulariser sa situation vis-à-vis de l'administration.

il serait nécessaire que les nombres des visites fussent analogues. La proportion pour 100 n'est donc pas d'une vérité absolue et on peut faire des objections semblables à celles que j'ai faites plus haut, lorsqu'il a fallu établir les malades proportionnellement au nombre des visites faites. Je dois ajouter que les filles de maison, atteintes de syphilis, sont arrêtées plusieurs fois dans la même année et envoyées à l'infirmerie de Saint-Lazare ; mais leur séjour y est souvent trop court, puisqu'elles sont renvoyées dès qu'il n'y a plus de symptômes apparents. Rendues à la liberté, ces femmes ne suivent pas, en général, de traitement et comme elles sont incomplètement guéries, les accidents syphilitiques se reproduisent. Ces filles étant en observation hebdomadaire, elles sont envoyées de nouveau à Saint-Lazare, dès l'apparition des moindres symptômes syphilitiques. Il s'ensuit que la même fille peut figurer quatre ou cinq fois dans une même année comme syphilitique et compter dans la statistique, comme 4 ou 5 personnes différentes atteintes d'accidents syphilitiques, alors que c'est la même unité. Cette observation prouve que la proportion pour 100 est majorée pour les filles de maison et pour les filles en carte. Il est donc indispensable de connaître cette cause d'erreur. Pour avoir des statistiques plus rigoureuses, il faut tenir compte du nombre des visites faites et du nombre de femmes soumises à l'examen médical ; il y a donc à mettre en regard, pour chaque catégorie de femmes, le nombre des malades comparativement au nombre des visites et comparativement au nombre des femmes visitées. En tenant compte de ces deux éléments de la question, on arrive à trouver la vérité.

Ces réflexions étaient nécessaires avant de continuer

l'examen comparatif des chiffres obtenus et avant de répondre aux objections de quelques médecins.

XII

Des confrères distingués, aussi bien en France qu'à l'étranger, ont exprimé l'étonnement que leur faisait éprouver la comparaison du chiffre des syphilitiques trouvé chez les filles inscrites et de celui qui est constaté chez les insoumises; ils sont surpris que les différences ne soient pas beaucoup plus fortes et ils se demandent si le résultat obtenu est bien satisfaisant.

Pour répondre à des confrères qui cherchent la vérité et faire cesser les surprises manifestées, il est utile de ne pas perdre de vue ce que j'ai dit plus haut, au point de vue des statistiques; il est nécessaire ensuite d'étudier le but et l'utilité des visites médicales.

Quel est le but des visites médicales? C'est de constater le moindre phénomène morbide, vénérien ou syphilitique, dès qu'il se manifeste; c'est d'enlever de la circulation la femme présentant un de ces symptômes et de la mettre dans l'impossibilité de transmettre les accidents dont elle est atteinte. Ce résultat est évidemment obtenu chez les filles inscrites, puisqu'en négligeant pour le moment les accidents vénériens, non syphilitiques, on est arrivé à constater :

954 fois des accidents syphilitiques chez les filles en carte.

1 361 fois des accidents syphilitiques chez les filles en maison.

1 849 fois des accidents syphilitiques chez les filles du dépôt.

Les visites réglementaires ont donc eu pour conséquence de mettre un grand nombre de femmes dans l'impossibilité de transmettre des accidents syphilitiques. Les femmes qui étaient atteintes de ces accidents ont été au nombre de 4 164 en dix ans. Si ces femmes envoyées à l'infirmerie de Saint-Lazare pendant la période où les accidents syphilitiques étaient à l'état de transmissibilité avaient été laissées en liberté, elles auraient contaminé un nombre plus ou moins considérable d'individus ; si on suppose que chaque femme ait pu contaminer en moyenne dix individus, et on avouera que cette proportion est bien restreinte, on arrive à ce résultat que 41 640 individus auraient été contaminés et auraient propagé cette redoutable maladie autour d'eux. Les visites médicales réglementaires ont eu pour conséquence de les faire échapper à la contamination, alors qu'ils auraient été fatalement victimes de leur imprudence, si la prostitution avait pu se faire en toute liberté.

N'y a-t-il pas là un résultat satisfaisant? Ne doit-on pas se féliciter, par suite, au point du vue de l'hygiène, des avantages incontestables obtenus par les visites médicales?

La comparaison entre ce qui se produit pour les filles insoumises et les filles inscrites vient à l'appui de la thèse que nous soutenons.

Les filles se livrant à la prostitution clandestine et arrêtées pendant cette période de dix ans ont été au nombre de 27 041. Sur ce chiffre, il y a 8 683 insoumises malades et, parmi ces dernières, 4 513 étaient atteintes d'accidents syphilitiques transmissibles. Lorsque ces filles, qui vivaient de la prostitution clandestine, ont été arrêtées, elles étaient, pour le plus grand nombre, malades depuis plusieurs mois ; elles n'en continuaient pas moins d'exercer leur métier sans scrupules, n'ayant nul souci des maladies qu'elles transmettaient à tort et à travers. Pendant la période de leur internement à l'infirmerie de Saint-Lazare, elles ont été mises dans l'impossibilité de nuire; mais, dès qu'elles ont été rendues à la liberté, elles ont recommencé à se livrer à la prostitution. Il en résulte que celles qui avaient des accidents syphilitiques ont pu avoir des manifestations nouvelles de la syphilis et les communiquer autour d'elles.

Lorsque la fille en carte ou en maison quitte l'infirmerie de Saint-Lazare, après avoir été soignée pour des accidents syphilitiques, elle reste toujours en observation, puisqu'elle est soumise à des visites régulières. Dès que le moindre symptôme spécifique apparaît de nouveau, elle est envoyée immédiatement à l'infirmerie de Saint-Lazare; elle n'a donc pas le temps de contaminer ses clients (1). La fille insoumise, au contraire, continuant

(1) A l'appui de cette affirmation, je puis citer deux faits qui se sont produits récemment sous mes yeux : deux femmes de maison ont été envoyées à Saint-Lazare deux fois par le même médecin, dans l'espace de trois mois. L'une d'elles y avait été envoyée, en outre, deux fois, depuis le commencement de l'année 1889; dans l'espace de huit mois, elle a été envoyée quatre fois à Saint-Lazare : 1° le 19 février 1889, elle est envoyée à Saint-Lazare, pour syphilis, et y reste cinquante-quatre jours; le 8 mai 1889, un mois après sa sortie de Saint-Lazare, elle y est renvoyée pour des accidents secondaires de la bouche; elle n'y fait qu'un séjour de neuf jours; le 7 août 1889 elle y est envoyée de nouveau, pour des plaques muqueuses de la bouche et y séjourne quarante-trois jours; elle en sort le 21 septembre. Le 25 septembre 1889, c'est-à-dire quatre jours après, elle y est renvoyée de nouveau pour plaques muqueuses de la voûte palatine.

La seconde fille est envoyée à Saint-Lazare le 3 juillet 1889, pour plaques muqueuses de la bouche; elle en sort le 2 août, après un séjour de 29 jours; elle y est envoyée, de nouveau, le 25 septembre 1889, pour angine syphilitique et syphilides de la marge de l'anus.

Je pourrais énumérer une multitude de faits analogues; je ne cite ces deux-là que parce qu'ils sont récents.

son métier de prostituée libre, n'est plus en observation; elle échappe à tout contrôle; lorsque des accidents syphilitiques apparaissent de nouveau, elle ne s'en préoccupe pas; elle cherche des amateurs, parce qu'elle vit de la prostitution, et si elle transmet la maladie dont elle est atteinte, elle n'en a cure. Il faudra qu'un hasard la fasse arrêter, pour qu'elle soit mise dans l'impossibilité de transmettre la syphilis. Qui dira le nombre de syphilitiques qu'elle aura produits, pendant toute la période où elle a pu, en toute liberté, se livrer à sa profession de prostituée clandestine ! Qui racontera le nombre de femmes et d'enfants qui seront, plus tard, les malheureuses victimes de l'empoisonnement qu'elle aura provoqué !

XIII

Quelques écrivains, amateurs de paradoxe, ont critiqué les statistiques qui ont été faites autrefois, parce qu'elles démontrent que la syphilis est plus fréquente parmi les filles se livrant à la prostitution clandestine que parmi les filles soumises. Ils ont cherché à démontrer la proposition contraire. Pour obtenir ce résultat, ils font le raisonnement suivant : Il y a à Paris trente mille femmes suivant les uns, cinquante mille femmes suivant les autres, qui se livrent à la prostitution clandestine; il n'y a donc pas à comparer le nombre des malades au nombre des insoumises examinées au dispensaire, mais bien au nombre des insoumises existant dans Paris. Comme conclusion à cet étrange raisonnement, ils arrivent à démontrer... tout ce qu'ils veulent.

Je ferai remarquer, tout d'abord, que personne ne sait,

d'une façon exacte, combien il y a de femmes à Paris qui vivent de la prostitution clandestine ; il n'y a donc pas à choisir le chiffre admis par M. X... ou par M. Y..., car alors on agit en aveugle ; on ne peut et on ne doit comparer que ce que l'on connaît. Les statistiques faites antérieurement, comme celles que j'ai établies moi-même, reposent sur le nombre des filles insoumises arrêtées et visitées et non sur un chiffre problématique et tout de fantaisie. Nous disons naturellement que sur le nombre des filles visitées au dispensaire en dix années (27 041) on a trouvé un nombre déterminé de malades (8683).

Le raisonnement a été le même pour les filles inscrites : les proportions ne sont pas faites en prenant pour point de départ le nombre absolu des filles inscrites, mais bien le chiffre exact de celles qui ont été examinées.

Je crois inutile d'insister sur cette objection, qui est la simple conséquence du parti pris de certains publicistes qui veulent, quand même, soutenir une thèse adoptée à l'avance.

XIV

Dans un travail paru en 1888 (1), j'ai montré par des exemples probants que les insoumises malades continuent, sans scrupule, à se livrer à ceux qui les payent, alors qu'elles n'ignorent pas être malades et qu'elles savent pouvoir communiquer des accidents syphilitiques. Il n'y a pas de semaine où nous ne soyons appelé à constater au dispensaire de salubrité l'incurie de certaines insoumises pour leur santé et leur indifférence, pour les accidents qu'elles peuvent transmettre à leurs clients de

(1) *La Prostitution devant l'Académie de médecine de Belgique*, pages 29, 30, 31. Paris, Asselin et Houzeau, place de l'École-de-Médecine.

rencontre. Elles possèdent, depuis plusieurs mois, une nombreuse variété d'accidents syphilitiques transmissibles, sans qu'elles songent à aller frapper à la porte de l'hôpital, alors même qu'elles sont sans domicile fixe; si, par extraordinaire, elles vont à la consultation de l'hôpital, elles n'en continuent pas moins à chercher des amateurs et à leur communiquer, sans remords, les accidents syphilitiques dont elles savent être atteintes. La santé publique est leur moindre souci; ce qui les préoccupe uniquement, c'est le besoin de trouver de l'argent.

Quelques exemples, pris au hasard, parmi les insoumises ayant depuis longtemps des accidents syphilitiques graves et continuant jusqu'au moment de leur arrestation à se livrer à la prostitution clandestine, donneront une faible idée de l'incurie de ces filles et de leur étonnante insouciance en ce qui concerne leur santé et la santé des hommes qu'elles fréquentent. Ces quelques citations viendront confirmer ce que je disais à propos des observations parues dans ma brochure de 1888. Ces exemples ont aussi de l'intérêt, parce qu'ils sont tout récents, puisque quelques-uns d'entre eux ont passé sous mes yeux depuis la lecture de mon mémoire à l'Académie de médecine.

Observation I. — La nommée L... (Eugénie), blanchisseuse, née à Paris (XIe arrondissement), âgée de quatorze ans neuf mois, passe au dispensaire de salubrité le 10 décembre 1887 et est trouvée atteinte *de plaques muqueuses des amygdales et de la luette.*

Elle a abandonné le domicile maternel depuis huit jours, mais elle reconnaît se livrer à la prostitution depuis plusieurs mois.

Elle sait être malade depuis un mois, ce qui ne l'empêche pas de se livrer régulièrement à la prostitution. Elle est soignée à l'infirmerie de Saint-Lazare jusqu'au 6 février 1888 ; elle est ensuite rendue à sa mère.

Obs. II. — V... (Victorine), blanchisseuse, née à Clichy (Seine), est âgée de seize ans. Arrêtée à la porte Saint-Denis, elle est examinée au dispensaire de salubrité le 13 octobre 1888 et trouvée atteinte *de plaques muqueuses de la vulve et de l'anus.* Ces accidents syphilitiques sont très développés et datent de quatre à cinq mois.

Cette jeune personne, qui paraît très timorée et a un maintien convenable, avoue être malade depuis quatre mois, ce qui ne l'a pas empêché, depuis cette époque, de voir régulièrement plusieurs hommes par jour. Envoyée à l'infirmerie de Saint-Lazare le 13 octobre 1888, elle en sort le 2 février 1889.

Obs. III. — H... (Eugénie), couturière, née à Paris (XVIIe arrondissement), est âgée de quinze ans et demi. Elle a été arrêtée à la porte Saint-Denis avec la précédente, qui est son amie et avec laquelle elle a l'habitude d'aller à la recherche des amateurs et de lui servir d'aide.

Examinée au dispensaire le 13 novembre 1888, elle est trouvée atteinte d'*angine syphilitique grave et de syphilides très développées de la vulve et de l'anus.*

Elle avoue être malade depuis cinq mois et n'avoir pas cessé de se livrer à la prostitution.

Envoyée à Saint-Lazare le 13 octobre 1888, elle en sort le 21 décembre 1888.

Obs. IV. — A... (Françoise), couturière, née à Guincamp (Côtes-du-Nord), est âgée de dix-neuf ans. Elle s'est présentée spontanément à la Préfecture de police pour demander sa carte.

Elle passe au dispensaire le 31 juillet 1888 et est trouvée atteinte de *nombreuses plaques muqueuses de la vulve et de l'anus.*

Cette fille ayant reconnu être malade au commencement de juillet, s'était présentée à la consultation de l'hôpital Saint-Louis, et avait été admise au traitement interne ; mais des réparations ayant été nécessaires dans une des salles, quelques malades ont quitté l'hôpital.

Après sa sortie de l'hôpital, elle a recommencé à se livrer à la prostitution, bien qu'elle sût fort bien ne pas être guérie.

Envoyée à Saint-Lazare le 31 juillet 1888, elle en sort le 10 mai 1889.

Obs. V. — D... (Cécile), demoiselle de magasin, née à Paris (XIe arrondissement), est âgée de seize ans et demi.

Elle a quitté sa famille depuis 18 mois et loge en garni. Arrêtée pour provocation à la prostitution rue Greneta, elle est examinée au dispensaire et on constate qu'elle a : 1° une angine syphilitique ; 2° des syphilides hypertrophiées de la vulve et de l'anus, qui ont le type des accidents graves.

Cette personne allait à la consultation de l'hôpital Saint-Louis, mais elle n'a pas cessé de se livrer à la prostitution bien qu'elle connût la gravité de sa maladie.

Envoyée à Saint-Lazare le 14 mai 1889, elle est renvoyée le 28 août 1889.

Obs. VI. — B... (Eugénie), passementière, née à Paris (XIIIe arrondissement), est âgée de vingt-deux ans.

Arrêtée pour prostitution, boulevard Sébastopol, à 11 heures 20 du soir, elle est examinée au dispensaire le 27 août 1889 et trouvée atteinte de *deux chancres vulvaires* et *d'accidents secondaires de la vulve et de l'anus.*

Envoyée une première fois à Saint-Larare, il y a six semaines, pour une uréthrite, elle reste quinze jours en liberté, puis entre à l'hôpital de Lourcine; elle quitte volontairement l'hôpital de Lourcine, sachant bien qu'elle n'est pas guérie et recommence à se livrer à la prostitution.

Envoyée à Saint-Lazare le 27 août 1889, elle en sort le 5 décembre 1889.

Obs. VII. — H... (Céline), brunisseuse, née à Paris (XXe arrondissement), est âgée de dix-neuf ans.

Arrêtée pour vol d'un porte-monnaie au préjudice d'un amateur qu'elle avait conduit dans un garni, elle est examinée au dispensaire le 29 août 1889 et trouvée atteinte d'*accidents secondaires de la vulve et de l'anus.*

Bien qu'elle sache être malade depuis trois mois, elle n'en a pas moins continué à se livrer régulièrement à la prostitution.

Envoyée à Saint-Lazare le 29 août 1889, elle est rendue à la liberté le 12 novembre 1889.

Obs. VIII. — B... (Rose), demoiselle de magasin, née à Meyrac (Corrèze), est âgée de dix-neuf ans.

Arrêtée pour prostitution, elle passe au dispensaire le 29 août 1889 et on constate : 1° *une angine syphilitique ;* 2° *des plaques muqueuses hypertrophiées de la vulve.*

Cette fille a été soignée à l'hôpital Saint-Louis, au mois de septembre 1888 et est restée en traitement jusqu'au mois de janvier 1889. Les accidents syphilitiques ayant disparu, elle a quitté l'hôpital.

De nouveau malade depuis trois mois, elle n'a suivi aucun traitement. Elle a un amant et continue à se livrer à la prostitution.

Envoyée à Saint-Lazare le 29 août 1889, elle en sort le 7 novembre 1889.

OBS. IX. — C... (Elise), mécanicienne, née à Paris (XIIIe arrondissement), est âgée de dix-neuf ans.

Arrêtée rue Saint-Honoré pour prostitution, elle est examinée au dispensaire le 5 septembre 1889 et on constate : 1° *une angine syphilitique;* 2° *des syphilides de la vulve et de l'anus.*

Cette fille avoue ne pas travailler depuis six mois et se livrer à la prostitution depuis trois mois.

Bien qu'elle habite chez ses parents, elle se livre à la prostitution, à leur insu, et a continué à voir des hommes, depuis plusieurs mois, sachant être malade; elle était entrée à Lourcine au mois de juin 1889, mais elle n'y avait fait qu'un séjour de 15 jours. Envoyée à l'infirmerie de Saint-Lazare le 5 septembre 1889, elle en sort le 26 novembre 1889.

OBS. X. — B... (Apolline), née à Chambly (Oise), est âgée de trente-quatre ans. Elle est mariée, mais est séparée de son mari depuis 2 ans et demi.

Arrêtée pour prostitution rue de la Révolte, elle est conduite au dispensaire; le 7 septembre 1889 on constate : 1° *des plaques muqueuses de la bouche;* 2° *des syphilides vulvaires nombreuses.*

Cette femme déclare vivre de la prostitution depuis deux mois, être malade depuis un mois et avoir continué, bien que sachant être malade, à voir trois et quatre hommes par jour. Elle est envoyée à Saint-Lazare le 7 septembre 1889; elle en sort le 9 novembre 1889.

OBS. XI. — S... (Annette), ouvrière en couronnes, née à Paris, est âgée de dix-neuf ans.

Malade il y a six mois, elle allait à la consultation de l'hôpital Saint-Louis, où on lui délivrait des pilules dont la nature ne nous est pas indiquée.

Elle a été arrêtée le 11 septembre 1889 pour provocation à la débauche, boulevard de Sébastopol.

Examinée au dispensaire le 12 septembre 1889, on a constaté des *plaques muqueuses hypertrophiées de la marge de l'anus.*

Cette jeune fille, qui est malade depuis plusieurs mois, avoue ne pas avoir cessé de se livrer à la prostitution depuis deux mois.

Envoyée à Saint-Lazare le 22 septembre 1889, elle est rendue à son père le 3 janvier 1890.

Obs. XII. — J... (Marie), couturière, née à Suresnes (Seine), est âgée de vingt ans.

Arrêtée, une première fois, place de la République, le 30 mai 1888, elle a été trouvée atteinte d'uréthrite et envoyée à l'infirmerie de Saint-Lazare d'où elle est sortie le 25 juin 1888.

Cette fille déclare ne pas travailler et se livrer à la prostitution.

Arrêtée, pour la seconde fois, boulevard Sébastopol, à 11 h. 50 du soir, le 7 avril 1890, elle est examinée au dispensaire le 8 avril 1890 et on trouve : 1° *angine syphilitique ;* 2° *des plaques muqueuses des lèvres et des commissures labiales ;* 3° *des plaques muqueuses de la vulve.*

Cette fille dit être malade depuis six semaines. Connaissant fort bien son état de santé, elle n'en a pas moins continué à chercher des amateurs; elle en voyait deux ou trois par jour, suivant l'occasion; elle prenait tout ce qui se présentait, et le jour de son arrestation elle s'était encore livrée à la prostitution.

Envoyée à Saint-Lazare le 8 avril 1890.

Obs. XIII. — P... (Léonie), domestique, née à Boulogne-sur-Mer, est âgée de dix-neuf ans.

Elle a été domestique en Angleterre et est à Paris depuis le 22 février 1890.

Arrêtée pour prostitution, rue Gozlin, à 10 h. 55 du soir, elle est examinée au dispensaire le 8 mai 1890 où l'on constate des *plaques muqueuses de la vulve.*

Cette fille, qui prétend ne s'être aperçue de sa maladie que depuis trois semaines, est allée, il y a huit jours, à la consultation externe de l'hôpital de Lourcine.

Malgré sa maladie, elle a toujours continué à se livrer à la prostitution.

Envoyée à l'infirmerie de Saint-Lazare le 8 mai 1890.

Obs. XIV. — G... (Anna), couturière, née à Paris, est âgée de dix-huit ans.

Arrêtée le 15 novembre 1889, rue de la Grange-Batelière.

Elle est conduite au dispensaire où l'on constate : 1° *une angine syphilitique ;* 2° *des syphilides de la vulve.*

Cette fille a commencé à avoir des rapports avec les hommes à l'âge de quinze ans. Elle ne travaille pas. Elle a eu un amant, qui l'a quittée depuis quatre mois.

Elle sait avoir des accidents syphilitiques depuis quatre mois, et cependant elle n'a pas cessé de parcourir, tous les soirs, les boulevards pour chercher des amateurs.

Elle a encore un amant depuis trois semaines; mais celui-ci l'encourage à se livrer à la prostitution.

Envoyée à Saint-Lazare le 16 novembre 1889; elle est rendue à la liberté le 6 février 1890.

Obs. XV. — D... (Jeanne), fleuriste, née à Choisy-le-Roi, est âgée de dix-sept ans.

Arrêtée, pour prostitution, boulevard de Sébastopol, elle est examinée au dispensaire le 8 mai 1890. Elle est atteinte : 1° *de plaques muqueuses des amygdales;* 2° *de plaques muqueuses hypertrophiées et ulcérées de la vulve et de l'anus.* Ces accidents syphilitiques graves existent, au moins, depuis six mois.

Cette fille n'a pas cessé, malgré la gravité de sa maladie, d'avoir des rapports avec les hommes, tous les jours.

Elle a été envoyée à l'infirmerie de Saint-Lazare le 8 mai 1890.

Obs. XVI. — M... (Clémence), domestique, née à Charly (Aisne), est âgée de dix-huit ans.

Cette jeune fille était venue à Paris en avril 1889 et avait été domestique à Pantin, pendant 2 mois et demi. Sortie de place, elle s'est livrée à la prostitution, du mois de juillet au mois d'octobre. A ce moment, elle est retournée dans son pays et bien qu'elle eût des boutons à la vulve, elle n'a pas consulté de médecin. Revenue à Paris, au commencement d'avril 1890, elle est entrée comme domestique dans un jeune ménage et n'a quitté sa place que le 24 mai. Elle dit ne pas s'être livrée à la prostitution pendant qu'elle était en place et ne l'avoir fait qu'à partir du 24 mai.

Cette jeune fille est arrêtée le 28 mai à une heure et demie du matin avenue de la République. Elle avait voulu, avec une de ses camarades, entrer dans un poste de pompiers.

Examinée au dispensaire le 29 mai 1890, on constate qu'elle a : 1° *une angine syphilitique occupant spécialement le voile du palais ;* 2° *des plaques muqueuses fortement hypertrophiées de la vulve et de l'anus.*

Elle est envoyée à l'infirmerie de Saint-Lazare le 29 mai 1890.

Cette jeune fille est donc malade depuis 8 mois, sans qu'elle ait songé à s'occuper de sa santé et sans qu'elle ait pensé aux accidents qu'elle pouvait transmettre aux amateurs qu'elle voyait.

Elle a une jolie figure, avec un air modeste et réservé qui

devait tromper facilement les maîtres qu'elle servait. Elle était dangereuse et pour ses maîtres et pour ceux qui, croyant à une vertu relative, devaient chercher à lui plaire, ne soupçonnant guère à quels sérieux dangers ils s'exposaient.

Les faits que je viens de citer, pris au milieu de beaucoup d'autres, méritent de fixer l'attention pour plusieurs motifs. Ils ont une importance exceptionnelle, au point de vue de la gravité et de la multiplicité des accidents syphilitiques observés. Les médecins qui ont assisté à la visite de ces malades ont été surpris que ces malheureuses aient pu se livrer à la prostitution, dans de pareilles conditions de santé. Ces filles, malades depuis plusieurs mois, ne se sont pas préoccupées de leur santé; c'est à peine si deux ou trois d'entre elles ont cherché à se faire soigner, mais elles n'en ont pas moins continué, jusqu'au moment de leur arrestation, à se livrer régulièrement à la prostitution. Sur 16 de ces filles, si gravement malades, quatorze sont mineures et leur âge varie entre quatorze ans et vingt ans. La plupart sont originaires du département de la Seine qui fournit, du reste, de très jeunes et très nombreuses recrues à la débauche.

C'est un spectacle douloureux de voir de si jeunes filles abandonner le domicile paternel, renoncer à tout travail, pour se livrer cyniquement à la prostitution, alors qu'elles savent être très malades depuis longtemps. Les mineures, qui sont en si grande majorité dans les faits que je viens de citer, figurent, pour un chiffre très considérable, dans les annales de la prostitution. Mes recherches, déjà très nombreuses sur ce point, me permettront prochainement d'étudier longuement cette importante question, dans le travail que je prépare sur la prostitution clandestine à Paris.

XV

Pour compléter les différents chiffres donnés jusqu'ici, il me semble utile de résumer, dans un tableau d'ensemble, le nombre des malades trouvées, pendant cette période de dix ans, dans les différentes catégories des femmes examinées. Le tableau E montre que 16 746 malades ont été envoyées à l'infirmerie de Saint-Lazare. Sur ce nombre, il y a : 1° 2 003 femmes en carte ; 2° 2 779 femmes de maison ; 3° 3 282 femmes du dépôt ; 4° 8 683 insoumises.

TABLEAU E. — **Effectif des femmes malades envoyées à l'infirmerie de Saint-Lazare, de 1878 à 1887, classées par années et par catégories de femmes.**

ANNÉES.	FILLES EN CARTE.	FILLES EN MAISON.	FEMMES ARRÊTÉES ou du dépôt.	INSOUMISES PROSTITUTION clandestine	TOTAUX.
1878...........	243	515	372	831	1.961
1879	230	435	316	708	1.689
1880...........	177	368	436	1.177	2.158
1881...........	169	364	225	871	1.629
1882...........	169	308	259	1.007	1.743
1883...........	198	212	269	872	1.551
1884...........	185	159	269	786	1,399
1885...........	240	151	405	905	1.701
1886...........	181	121	377	781	1.460
1887...........	211	146	354	744	1.455
TOTAUX........	2.003	2.779	3.282	8.683	16.746

Ces chiffres qu'il était utile de faire passer sous les yeux de l'Académie démontrent, une fois de plus, la nécessité d'une surveillance rigoureuse de la prostitution ; ils mettent en évidence le danger de la prostitution clandestine ; ils prouvent qu'elle est une des causes les plus fréquentes de la propagation de la syphilis ; ils viennent confirmer les résolutions votées par l'Académie en 1888, lorsqu'elle a appelé l'attention de l'autorité sur un véritable danger social, en sollicitant des mesures indispensables pour la prophylaxie de la syphilis et la sauvegarde de la santé publique.

TABLE DES MATIÈRES

6616-90. — Corbeil. Imprimerie Crété.

www.ingramcontent.com/pod-product-compliance
Ingram Content Group UK Ltd.
Pitfield, Milton Keynes, MK11 3LW, UK
UKHW012259240726
13966UKWH00004B/1491